I0000877

SYNDICAT MÉDICAL

DU

MONT - DORE

———————

RÈGLEMENT

———————

CLERMONT-FERRAND

TYPOGRAPHIE ET LITHOGRAPHIE G. MONT-LOUIS
Rue Barbançon, 2.

1892

SYNDICAT MÉDICAL

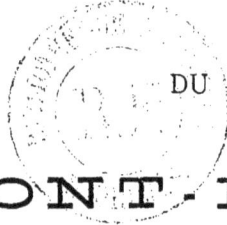

DU

MONT-DORE

Fondation du Syndicat.

ARTICLE 1er.

Entre les médecins soussignés et tous ceux qui dans la suite adhéreront aux présents statuts, il est formé une Société civile sous la dénomination de : *Syndicat médical du Mont-Dore.*

ART. 2.

Le siège du Syndicat est au Mont-Dore.

ART. 3.

Sa durée est illimitée.

But du Syndicat.

ART. 4.

Le Syndicat a pour but :

1° D'établir des rapports permanents entre les médecins syndiqués, de leur apprendre à se protéger réciproquement ;

2° De rendre leurs relations aussi faciles que possible en fixant quelques régles de conduite librement acceptées par tous ;

3° De s'efforcer d'aplanir les conflits pouvant s'élever, soit entre confrères, soit entre clients et médecins, et de soutenir ces derniers dans la légitime revendication de leurs droits ;

4° De fixer quelques règles générales relatives à un tarif minimum d'honoraires ;

5° De formuler et de faire observer les règles de déontologie médicale que tout médecin soucieux de sa dignité ne doit jamais enfreindre ;

6° De veiller avec soin sur tout ce qui concerne les intérêts de la station ; de proposer et de demander au Concessionnaire et à l'Administration départementale toutes les améliorations reconnues nécessaires, et compatibles avec les clauses du cahier des charges et avec les fonds disponibles.

Composition du Syndicat. — Mode d'admission.

ART. 5.

Le Syndicat se compose de tous les médecins de la station thermale du Mont-Dore qui ont adhéré ou adhèreront aux présents statuts, et prennent en les signant l'engagement d'honneur de s'y conformer. — Les adhésions sont constatées par les signatures des membres du Syndicat, apposées sur le registre de l'Association.

Pourront aussi faire partie du Syndicat, à titre de *membres honoraires,* les médecins ayant exercé au Mont-Dore et tout confrère étranger à la station qui en fera la demande et sera présenté par deux membres syndiqués. Les membres honoraires ne paieront pas de cotisation ; ils ne prendront part à aucun vote ; leur responsabilité ne sera jamais engagée par aucun acte du Syndicat.

ART. 6.

Après la constitution définitive du Syndicat, marquée par l'élection de la *Chambre syndicale,* tout nouvel adhérent devra demander son admission par lettre adressée au

Président. A la première réunion générale suivante, aura lieu le vote sur cette admission, qui sera prononcée à la majorité, pourvu que le nombre des membres présents, ou ayant donné pouvoir de les représenter, égale les deux tiers des sociétaires. La candidature du postulant sera discutée hors de sa présence. Les bulletins de vote ne devront comporter que la mention *oui* ou *non*.

ART. 7.

L'admission prononcée, le nouvel adhérent sera invité à apposer sa signature sur le registre indiqué à l'article 5.

ART. 8.

Devront seuls être exclus les médecins convaincus de faits qui entachent l'honneur de l'homme ou qui compromettent la dignité professionnelle.

Administration. — Fonctionnement.

ART. 9.

Le Syndicat est administré par une *Chambre syndicale* composée ainsi qu'il suit :
1° Un Président ;
2° Un Vice-Président ;
3° Un Secrétaire ;
4° Un Trésorier.

ART. 10.

Tous les membres de la Chambre syndicale sont nommés, en assemblée générale, à la majorité absolue des membres syndiqués, au scrutin secret et uninominal.

ART. 11.

Les membres de la Chambre sont nommés pour un an. Le Président n'est rééligible qu'au bout de cinq ans. Le Secrétaire et le Trésorier sont rééligibles. Le Vice-Président passe de droit à la présidence l'année suivante.

Action de la Chambre syndicale.

ART. 12.

La Chambre syndicale forme, en quelque sorte, un *tribunal d'honneur*, auquel devront être soumis les conflits qui pourraient surgir entre confrères syndiqués ou entre médecins et clients. Ses décisions sont obligatoires, sauf recours à l'assemblée générale qui statue définitivement.

En cas de conflits graves et difficiles à juger, de décisions importantes à prendre, la Chambre syndicale pourra s'adjoindre, de sa propre initiative, ou sur la demande des parties intéressées, ou bien encore sur celle de trois membres syndiqués, le concours d'un ou plusieurs médecins étrangers à la station et au Syndicat, à l'abri, par conséquent, de tout soupçon de partialité.

ART. 13.

En cas d'inobservation des statuts ou en cas de conflits, constatés par une plainte écrite et signée par un ou plusieurs membres du Syndicat et adressée au Président, la Chambre, par l'organe de ce dernier, et après enquête, applique le *blâme simple* et le *rappel au règlement;* la *censure* et, pour les cas plus graves, l'*exclusion*, seront provoquées par la Chambre syndicale; mais ces deux dernières peines ne pourront être infligées que par un vote de l'assemblée générale.

ART. 14.

La Chambre syndicale se réunit sur l'invitation du Président, toutes les fois que les circonstances l'exigent.

ART. 15.

Elle étudie les questions professionnelles qui lui sont indiquées et soumet ses conclusions à l'assemblée générale· Elle a le droit de prendre l'initiative de propositions de toutes espèces concernant le Syndicat en général ou un ou plusieurs de ses membres en particulier. Si l'un des médecins syndiqués se trouvait lésé ou attaqué d'une façon quelconque, elle doit, sur sa demande, prendre sa défense, intenter des poursuites, s'il y a lieu ; accorder, en un mot, à chacun des membres la protection que lui doit le Syndicat.

Des Réunions.

ART. 16.

Il y aura tous les mois, à des dates qui seront ultérieurement fixées, une réunion générale qui sera tenue chez le Président ou dans tout autre local.

ART. 17.

Les convocations aux réunions générales, indiquant l'ordre du jour, seront expédiées au moins deux jours à l'avance, par les soins du Secrétaire, au nom du Président.

ART. 18.

La présence aux réunions est obligatoire. Tout sociétaire qui ne peut assister à une séance en prévient par lettre le Président, en lui désignant deux de ses collègues par l'un desquels il désire être remplacé. Chaque assistant ne pourra remplacer plus d'un absent.

ART. 19.

Pour l'application de peines disciplinaires, la délégation de pouvoirs n'est plus admise ; seuls, les assistants ont droit au vote.

ART. 20.

Les seuls cas de dispense admis sont ceux de force majeure, comme absence, accident ou maladie. Tout sociétaire qui, non présent à une séance sans motif valable, se fait cependant représenter, n'en devra pas moins à la caisse, à titre de soutien, la somme d'*un franc :* l'amende sera de *deux francs* s'il a négligé de se faire

représenter par un de ses collègues. Trois absences consé-
cutives, que l'on se soit fait représenter ou non, entraî-
neront un rappel au règlement. Une indemnité de *deux
francs* sera versée à la caisse par les membres de la
Chambre syndicale qui manqueraient, sans motifs vala-
bles, à une réunion de la Chambre.

ART. 21.

Outre les réunions statutaires, des réunions générales
extraordinaires pourront toujours être provoquées par le
Président sur l'avis de la Chambre syndicale et sur la
demande écrite et signée de trois membres du Syndicat.
Les lettres de convocation devront mentionner l'objet de
la réunion.

ART. 22.

Le Président représente le Syndicat en toutes circonstances. Il est chargé de la direction des débats et du
maintien de l'ordre dans les séances. En cas d'absence, il
est remplacé par le Vice-Président, ou, à défaut de ce
dernier, par le plus âgé des membres présents.

ART. 23.

Le Secrétaire est chargé de rédiger un procès-verbal de
chaque séance, qui devra être inscrit sur le registre du
Syndicat et visé par le Président. Au début de chaque
séance, sur l'invitation de ce dernier, il donnera lecture
du compte-rendu de la précédente réunion et fera con-
naître l'ordre du jour. En cas de décès d'un des membres
du Syndicat, c'est au Secrétaire qu'incombera le devoir
de prononcer l'éloge funèbre du défunt, à la première
réunion générale de la saison suivante.

ART. 24.

L'assemblée a seule le droit de prendre des décisions
intéressant le Syndicat. Elle seule a le droit, sur l'avis
motivé de la Chambre, et après avoir entendu les inté-

ressés, de voter, à la majorité absolue des membres présents, la *censure* et l'*exclusion*, pourvu que le nombre des assistants soit égal aux deux tiers des sociétaires.

Art. 25.

L'assemblée décide l'impression et la publication de tous les documents jugés utiles. Elle règle, à la dernière réunion de chaque saison, l'emploi des fonds disponibles. Elle vote, à la majorité absolue des membres présents ou s'étant fait régulièrement représenter, les modifications au règlement reconnues nécessaires. Toute proposition de modification au règlement devra être adressée, signée d'au moins trois membres, à la Chambre syndicale, dix jours au moins avant la prochaine réunion générale.

Fonds social.

Art. 26.

Le fonds social est constitué :
1° Par la cotisation annuelle ;
2° Par le produit des indemnités ;
3° Par les dons volontaires.

Art. 27.

Le chiffre de la cotisation annuelle est fixé à 8 francs. Cette somme doit être versée entre les mains du Trésorier à la première séance du mois de juin. La cotisation est due pour l'année entière, quelle que soit la date de l'admission. Un droit d'entrée de 5 francs sera également dû par chaque membre admis dans le sein du Syndicat.

Art. 28.

Le Trésorier encaisse les fonds du Syndicat ; il solde les dépenses ; chaque année, à la première réunion générale, il rendra compte de sa gestion et de l'état des finances de la Société.

Art. 29.

Les fonds versés à la caisse du Syndicat lui restent toujours acquis en cas de retraite volontaire ou forcée d'un de ses membres.

Art. 30.

Le fonds social, ainsi constitué, est destiné à couvrir les dépenses communes, de toutes natures, votées par l'assemblée générale.

Dissolution.

Art. 31. •

En cas de dissolution du Syndicat, les sommes disponibles seront versées à toute association médicale appelée à le remplacer, ou, à son défaut, à la caisse des pensions viagères de l'*Association générale des médecins de France* ou de toute autre œuvre d'assistance médicale ; à moins que le Syndicat, dans sa dernière séance, n'en décide autrement et ne donne à sa caisse une autre destination.

Tarif d'honoraires.

Art. 32.

Le chiffre des honoraires doit être basé sur la situation de fortune du malade et sur le nombre de visites ou de consultations qu'aura exigées son traitement.

Pour un traitement thermal ordinaire, c'est-à-dire ayant nécessité un maximum de six visites ou consultations, le montant des honoraires sera de 40, 50 ou 60 fr., selon la situation du malade. Tout membre syndiqué aura néanmoins toujours le droit de demander des honoraires plus élevés, s'il juge que le rang et la fortune de son client le lui permettent. Il est de même bien entendu que pour la catégorie des ouvriers, des petits artisans, des malades pauvres, le médecin traitant sera autorisé à descendre bien au-dessous de ce minimum de 40 francs, et à ne demander à ces malades que les honoraires qu'il jugera convenables, à les soigner même gratuitement s'ils sont tout à fait malheureux.

On ne devra jamais, par exemple, donner gratuitement, ne serait-ce qu'une seule consultation, à un malade que l'on sait être le client d'un confrère.

ART. 33.

Tout traitement ayant nécessité plus de six visites ou consultations sera majoré d'autant de fois 10 francs qu'il y aura eu de visites supplémentaires, ce chiffre de 10 francs par visite étant celui généralement appliqué dans toutes les stations thermales et hivernales.

ART. 34.

Toutefois, un tarif uniforme d'honoraires étant ici d'une application délicate, une latitude assez grande sera-t-elle laissée à cet égard aux membres syndiqués, à la condition cependant qu'ils ne cherchent pas, par l'adoption d'un tarif moins élevé que celui généralement en vigueur, à attirer à eux les malades, et à créer ainsi une concurrence tolérable dans le commerce, mais absolument indigne de toute profession libérale.

ART. 35.

Tout médecin appelé en consultation avec un confrère devra exiger du client de ce confrère un minimum de 20 francs pour la première consultation, et le prix d'une visite ordinaire pour les suivantes, s'il continue à donner ses soins au malade, soit seul, soit concurremment avec le premier médecin. Le prix de la première consultation sera le même pour le médecin traitant.

ART. 36.

Toute consultation donnée, une fois pour toutes, dans son cabinet, à un malade que l'on sait être en traitement

entre les mains d'un confrère, ou qui ne suit aucun traitement thermal, sera payée 10, 15 ou 20 francs, en se
basant toujours sur la situation de fortune du malade.

Art. 37.

Les opérations jugées nécessaires par le médecin dans
le cours du traitement thermal, le traitement des frac-
tures, les réductions de luxations, etc., seront laissés, au
point de vue des honoraires, à l'appréciation du médecin.
Si des aides lui ont été nécessaires, il fixera lui-même ce
que les confrères appelés à l'assister devront exiger du
malade.

Art. 38.

Si un malade, dans le cours de son traitement, laisse
son premier médecin, sans raison valable, pour s'adresser
à un de ses confrères, les deux médecins qui auront été
appelés à lui donner leurs soins, devront appliquer à ce
malade l'article 33 ci-dessus, c'est-à-dire lui réclamer
autant de fois 10 francs qu'ils lui auront fait de visites ou
donné de consultations, tout en fixant, l'un et l'autre, à
20 francs, le prix de la première visite. Dans tous les cas,
le second médecin consulté ne devra lui accorder ses
conseils et ses soins qu'autant qu'il se sera assuré auprès du
malade que son confrère a été intégralement rémunéré.

Déontologie.

Les médecins honorent leur profession et s'honorent
eux-mêmes en observant vis-à-vis les uns des autres,
dans leurs rapports confraternels, les plus grands égards
en paroles et en actions.

Art. 39.

Tout malade arrivant à la station pour y suivre un
traitement doit être laissé absolument libre de choisir le
médecin qui lui plaît. Aucune démarche ne doit être
tentée auprès de lui, par qui que ce soit, pour influencer

son choix ou le détourner du médecin auquel il serait adressé.

ART. 40.

Le médecin ayant des rapports avec un ou plusieurs propriétaires d'hôtels ou de maisons meublées ne devra, dans aucun cas, user de ces relations pour attirer à lui des malades qui ne lui seraient pas destinés.

ART. 41.

Aucune espèce de propagande ne doit être faite par les maîtres d'hôtel ou les gens à leur service en faveur d'un médecin quelconque, auprès des malades adressés à un confrère. Ils doivent garder à l'égard du corps médical tout entier la neutralité la plus absolue, et ne pas oublier que s'il leur est permis de manifester leur préférence auprès d'un malade arrivant chez eux sans aucune recommandation pour un médecin, cette latitude leur est enlevée quand ils se trouvent en présence de malades adressés à un des consultants de la station. Dans tous les cas, ils feront mieux de se borner, si on leur demande l'adresse d'un médecin, à présenter le tableau de tous les médecins syndiqués qui sera affiché en permanence dans le vestibule de leur hôtel, et de laisser le malade faire librement son choix. Ils ne devront jamais refuser de faire accompagner le malade chez le médecin que celui-là désirera consulter.

ART. 42.

Toute contravention à l'article précédent de la part d'un maître d'hôtel ou de ses domestiques entraînera pour celui-là un avertissement du Président du Syndicat et un blâme pour le médecin qui aura bénéficié de tels agissements. Dans le cas de récidive, l'assemblée générale sera juge, sur la proposition de la Chambre syndicale, de la peine à infliger au confrère syndiqué, et du mode de répression à exercer vis-à-vis du maître d'hôtel.

Art. 43.

Le personnel tout entier de l'Établissement thermal devant garder à l'égard des médecins la plus stricte neutralité, tout médecin convaincu d'avoir bénéficié des recommandations d'un employé quelconque de l'Établissement, sera répréhensible, et ledit employé sera immédiatement signalé au Concessionnaire par le Président du Syndicat.

Art. 44.

En un mot, sera passible d'une peine disciplinaire tout membre syndiqué qui, pendant le cours de la saison, aura provoqué ou laissé faire en sa faveur et au détriment de ses confrères toutes espèces de propagande par les personnes visées dans les articles précédents et en général par toute personne ayant un service quelconque se rattachant à la vie thermale de la station.

Art. 45.

Il appartient au Syndicat, réuni en assemblée générale, sur la proposition de la Chambre, de déterminer les cas pouvant tomber sous l'application des articles précédents, et de statuer sur les peines qui y pourront être appliquées.

Art. 46.

Le médecin ne peut revendiquer comme client que le malade qui l'aura consulté le premier à son arrivée dans la station. La qualité de client ne dure que pendant le cours de chaque saison.

Art. 47.

Tout malade peut recevoir les soins de tel médecin qu'il voudra choisir, dès qu'il aura rétribué celui qu'il a consulté en premier lieu.

Art. 48.

Tout médecin appelé accidentellement auprès d'un malade en traitement ne devra s'y rendre qu'en cas d'absence ou d'empêchement du médecin traitant. Il devra alors se borner à prescrire les soins nécessaires pour parer aux besoins du moment, et ne faire aucune réflexion sur la médication suivie antérieurement. Il ne se représentera chez le malade que s'il est appelé en consultation avec le médecin traitant.

Art. 49.

Dans le cas où le malade déclarerait au médecin appelé en second lieu son intention formelle de renoncer aux soins du premier, le nouveau médecin pourra accepter la succession de son confrère, à la charge par lui d'en prévenir immédiatement son prédécesseur verbalement ou par lettre et après avoir acquis la certitude qu'il a été rétribué.

Art. 50.

Nul ne doit refuser de se trouver en consultation avec le confrère, syndiqué ou non, que le malade aura choisi, à moins que l'on ait des raisons personnelles graves qui s'y opposent. Il n'y a d'exception à cette règle que pour les médecins qui auraient été exclus du Syndicat ou pour ceux qui n'auraient pas été jugés dignes d'y être admis, avec lesquels tous rapports médicaux sont formellement interdits.

Art. 51.

Lorsqu'un médecin remplace un confrère absent ou malade, il doit interrompre ses soins quand ce dernier reprend son service et lui fournir les renseignements qui pourront le guider dans le traitement à suivre ultérieurement.

ART. 52.

Tout médecin appelé en consultation doit s'abstenir, en présence du malade et de son entourage, de toute réflexion pouvant porter préjudice au médecin ordinaire. La consultation aura lieu entre les médecins seuls, à l'exclusion de toute personne étrangère. Toute appréciation émise en dehors du lieu de la consultation et pouvant jeter de la défaveur sur l'un des consultants, est répréhensible. Le traitement convenu entre les consultants sera appliqué par le médecin ordinaire.

ART. 53.

Le médecin demandé en consultation ne devra revoir le malade que s'il est appelé de nouveau par lui et autorisé par le médecin traitant.

ART. 54.

Le médecin ne doit jamais se permettre, vis-à-vis du malade qui le consulte, aucune critique, aucune observation désobligeante, pouvant porter atteinte à la réputation ou à l'honorabilité des confrères consultés avant lui ; à moins qu'ayant affaire à des médecins ne faisant pas partie du Syndicat, il n'ait à repousser des attaques personnelles et ne se trouve alors dans le cas de légitime défense.

ART. 55.

Le médecin est tenu à la plus grande réserve vis-à-vis des malades et des personnes de leur entourage qu'il sait être les clients d'un confrère. Si des relations plus ou moins intimes existent déjà entre lui et ces personnes, il devra toujours éviter avec le plus grand soin de parler avec elles de leur maladie et de leur traitement. Chaque membre syndiqué, s'il est absolument libre d'appliquer à ses malades le traitement qu'il juge propre à les guérir, est, en revanche, formellement astreint à ne jamais critiquer les méthodes de traitement employées par ses

confrères. Pour éviter tout froissement avec ses collègue-
et acquérir en même temps le respect et la confiance de ses
clients, qu'il n'oublie pas qu'il ne doit jamais parler mé-
decine en dehors de son cabinet et de la chambre du
malade.

ART. 56.

En un mot, tout médecin faisant partie du Syndicat
s'engage à observer au Mont-Dore, aussi bien que partout
ailleurs, en dehors de la saison, les devoirs de la plus
sincère confraternité à l'égard de tous ses collègues. Il ne
doit jamais, par aucune parole, par aucun acte répréhen-
sibles, chercher à les déprécier à son profit et tenter de
capter, par une malhonnêteté, la confiance des malades
ou des confrères étrangers à la station.

ART. 57.

Les présents statuts, discutés et votés par les médecins
du Mont-Dore, réunis en assemblée générale, ont été
approuvés par les soussignés, qui prennent, par cela
même, l'engagement d'honneur de s'y conformer. Ils
sont en vigueur à partir de ce jour et marquent la constitution définitive du Syndicat médical du Mont-Dore.

Fait au Mont-Dore, le 7 juillet 1892.

Docteurs : CAZALIS ;

CHABORY, Léon ;

CHABORY, Félix ;

DE BRINON ;

EMOND ;

GEAY ;

JEANNEL ;

JOAL ;

MASCAREL, Jules ;

Docteurs : MASCAREL, Alfred;

MONCORGÉ ;

NICOLAS ;

PERCEPIED ;

SCHLEMMER ;

TARDIEU.

Clermont-Ferrand. — Typ. et lith. G. Mont-Louis.

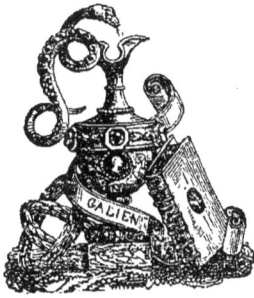

www.ingramcontent.com/pod-product-compliance
Lightning Source LLC
Chambersburg PA
CBHW032300210326
41520CB00048B/5767